La Chayote Comestible

(SECHIUM EDULE Sw.)

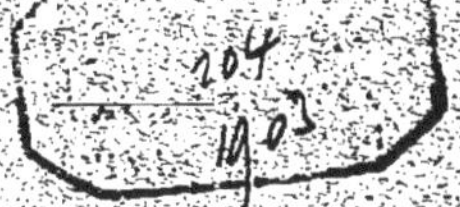

PAR

H. GUILLEMIN
Secrétaire général de la « Société des Sciences Naturelles de Saône-et-Loire ».

J. CHIFFLOT
Docteur ès-sciences
Membre correspondant de la « Société des Sciences Naturelles de S.-et-L. »

(Extrait du *Bulletin de la Société des Sciences Naturelles de Saône-et-Loire*)

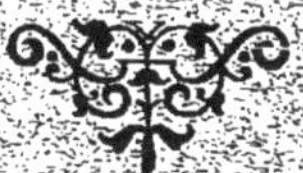

CHALON-SUR-SAONE
E. BERTRAND, IMPRIMEUR-ÉDITEUR
5, RUE DES TONNELIERS, 5

1903

La Chayote Comestible

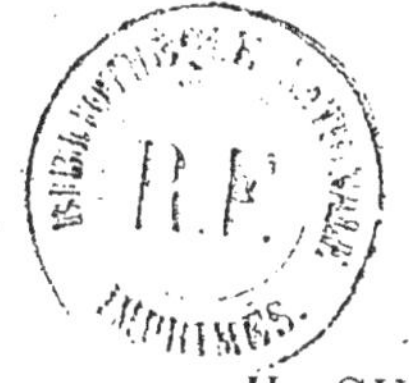

(SECHIUM EDULE Sw.)

PAR

H. GUILLEMIN
Secrétaire général
de la « Société des Sciences Naturelles
de Saône-et-Loire »

J. CHIFFLOT
Docteur ès-sciences
Membre correspondant de la « Société
des Sciences Naturelles de S.-et-L. »

(Extrait du *Bulletin de la Société des Sciences Naturelles de Saône-et-Loire*)

CHALON-SUR-SAONE
E. BERTRAND, IMPRIMEUR-ÉDITEUR
5, RUE DES TONNELIERS, 5

1903

LA CHAYOTE COMESTIBLE

(*Sechium edule* Sw.)[1]

Depuis le mois de janvier, il se vend, chez un marchand de primeurs du boulevard de la République, des fruits exotiques, comestibles, d'origine botanique encore douteuse, et venant, paraît-il, en droite ligne de Madagascar ?

Ces fruits sont pyriformes, et leur épiderme est recouvert d'aiguillons mous. Enfin, fait peu banal pour une plante de la famille des Cucurbitacées, ces fruits ne possèdent qu'une seule graine, qui peut germer dans leur intérieur[2], lors de leur maturation complète.

Le poids de ces fruits varie entre 400 et 700 grammes. Il nous a paru bon de donner aux lecteurs de notre *Bulletin* quelques détails sur la plante qui produit ces fructifications intéressantes à plus d'un titre et qui sont vendues sous le nom vulgaire de Chayotes.

Synonymie. — Botaniquement parlant, la plante porte le nom de *Sechium edule* Sw. Elle appartient à la famille des Cucurbitacées et à la tribu des *Sicyoïdeæ*[3] ou des Séchiées[4], caractérisée par 5 étamines, dont 4 rapprochées par paires, oppositipétales à anthères uniloculaires

1. Swartz, *Flora Indica occidentalis*, 1797-1806, tome II, p. 1150-1152.

2. *Gardener's Chronicle*, 1865, p. 51, fig. 2.

3. Müller et Pax, *Cucurbitaceæ* in *Die Natürl. Pflanzenfamilien*, 1894.

4. Baillon, *Histoire des Plantes*, 1886, vol. VIII, p. 418.

laires, et par l'ovaire uniloculaire contenant un seul ovule anatrope descendant.

Le *Sechium edule* Sw. a pour synonymes :

Cucumis acutangulus Descourt[1].
Chayota edulis Jacq[2].
Sechium Chayota Hemsl[3].
Sechium americanum Lamk[4].
Sicyos edulis DC[5].
Sicyos edulis Jacq[6].
Sicyos laciniata Descourt[7].

Les appellations vulgaires sont également nombreuses et variées, suivant les auteurs et les pays où l'on cultive cette plante. On la nomme :

Chayote d'après Jacquin[8]; Choco d'après Adanson[9]; Choco, Chayota, Chocho plant en Angleterre; Pepinella ou Cahiota à Madère et en Espagne; Chayote, Christophine, Chouchoute dans les Antilles; Chaiotl au Mexique; Chuchu au Brésil; Concombre à noyau, Concombre à ongles tranchants, Papangay ou Paponga, Sicyote laciniée et Syciote hérissée d'après Descourtilz[10].

Origine. — L'origine botanique de cette plante reste, à l'heure actuelle, très douteuse. Certains auteurs la donnent comme originaire du Mexique, d'autres la considèrent comme subspontanée dans l'Inde Occidentale. En réalité, l'aire de dispersion culturale de cette cucur-

1. Descourtilz, *Flore pittoresque et médicale des Antilles*, 1827, tome V, p. 94, fig. 328.
2. Jacquin, *Select. Stirp. amer., ed. pict.*, 1780, t. 265.
3. Hemsley, *Biolog. Centralbl. Am. Bot.*, 1, p. 491.
4. Lamarck, *Encyclop.*, t. VII, p. 50.
5. De Candolle, *Prodromus syst. natur.*, pars III, 1828, p. 313.
6. Jacquin, *Enum. Plant. Carib.*, p. 32.
7. Descourtilz, *loc. cit.*, p. 103, fig. 331.
8. Jacquin, *loc. cit.*
9. Adanson, *Fam.*, t. II, p. 500.
10. *Loc. cit.*

bitacée est très étendue, car on la cultive depuis les Indes Occidentales jusqu'au Mexique, au Brésil, à la Jamaïque, aux Antilles, en passant par l'Égypte, Madère, l'Algérie, le sud de l'Espagne et les Açores où les Portugais l'introduisirent seulement en 1850. Mais c'est surtout dans les Indes Occidentales et dans l'Amérique du Sud, où l'on rencontre les plus vastes cultures de la Chayote, dont le fruit et la plante elle-même servent à de multiples usages.

Caractères. — La plante feuillée n'offre rien de remarquable. Elle est grimpante et sert, dans certains pays, à garnir les murs, les tonnelles, les vieux troncs d'arbres, comme on le fait dans nos pays à l'aide de la Glycine de Chine. Les fleurs elles-mêmes, pas plus que celles de la Bryone dioïque, qui court dans nos haies, ne méritent d'attirer l'attention. Par contre, cette plante est précieuse au point de vue botanique, à cause de la singularité de son fruit.

Examinons les caractères botaniques de la Chayote :

La Chayote est une plante vivace, dont la racine charnue, volumineuse, pèse jusqu'à 10 kilos. Elle ressemble à celle de l'Igname, et comme celle-ci, elle est comestible et même en a toute la saveur quand elle est cuite.

La tige est annuelle et peut atteindre de 4 à 14 mètres de longueur. Elle est grimpante, ligneuse à la base, cylindrique, munie de vrilles rameuses bi ou quinquéfides, mais le plus souvent trifides.

Les feuilles partout scabres sont alternes, membraneuses, pouvant atteindre de 10 à 22 centimètres de longueur sur autant de largeur, digitinerves, cordées à la base, anguleuses ou lobées, à lobes inférieurs plus ou moins connivents, à lobe terminal triangulaire longuement acuminé.

Les fleurs sont unisexuées, monoïques. Les fleurs mâles

et les fleurs femelles ont un périanthe absolument semblable formé d'un calice campanulé à cinq divisions étroites, de 5 à 7 millimètres de longueur sur 1 millimètre et demi de largeur et d'une corolle rotacée, à cinq divisions profondes, alternant avec celles des sépales. Elles ont environ de 12 à 17 millimètres de largeur.

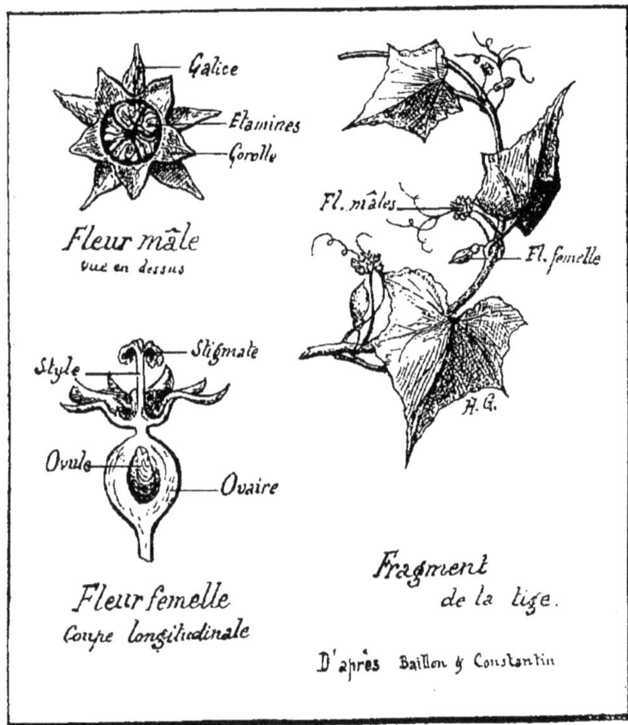

Les fleurs mâles ont un androcée constitué par 5 étamines à filet étroit. Quatre anthères sont épipétales à quatre sacs polliniques, la cinquième est épisépale à deux sacs polliniques seulement. Les loges de ces anthères extrorses sont flexueuses.

Le pollen est décagone globuleux, germant par dix pores.

Les fleurs mâles sont disposées en grappes allongées subfasciculées.

Les fleurs femelles sont solitaires ou géminées à l'aisselle des mêmes feuilles où s'insère la grappe de fleurs mâles. L'ovaire infère, lagéniforme, est formé de trois feuilles carpellaires dont deux sont arrêtées dans leur développement, ce qui rend l'ovaire uniloculaire. Le style long est surmonté d'un stigmate trilobé à lobes épais, contournés et subdivisés à leur tour.

L'ovaire ne contient qu'un seul ovule anatrope pendant.

Le fruit est une grosse baie hérissée d'aiguillons mous, charnue, oblongue ou pyriforme, pouvant atteindre 10 à 14 centimètres de longueur sur 8 à 10 centimètres, suivant les deux autres dimensions.

Il porte 5 sillons principaux et chacun se divise au sommet du fruit en deux protubérances, qui se recourbent au-dessus de l'ombilic, de façon à donner à cette partie du fruit, l'aspect que présentent les mains quand on les place l'une en face de l'autre, après avoir abaissé les deux dernières phalanges.

Germination. — L'unique graine, qui mesure environ cinq centimètres de long sur trois centimètres de large, est exalbuminée. Elle est entourée d'un tégument épais, blanchâtre avant sa maturité. Cette graine aplatie est renfermée dans une cavité réduite du fruit et contient un embryon à deux cotylédons larges, charnus, légèrement convexes extérieurement, dont le plan médian est perpendiculaire au plan de symétrie du tégument de la graine. La radicule est tournée vers la partie supérieure du fruit, c'est-à-dire vers l'ombilic.

La germination de la graine s'effectue souvent[1] dans

1. *Gardener's Chronicle, loc. cit.*, et Müller et Pax, *loc. cit.*

l'intérieur du fruit à sa complète maturité. La radicule et les radicelles sortent par l'ombilic.

La photographie ci-contre, qui représente une section longitudinale du fruit (la graine ayant été respectée), montre nettement la nervation du tégument de la graine dont les cotylédons se sont légèrement gonflés quelques jours après avoir effectué la coupe ; à ce moment, la gemmule est apparue, mais ne s'est pas développée. Puis, les cotylédons ont séché par suite de la maturation incomplète de la graine et aussi par suite de l'absence de chaleur et d'humidité.

D'après une communication de M. Lemosy, notre collègue, M. Genty, directeur du jardin botanique de Dijon et membre correspondant de la Société des sciences naturelles de Saône-et-Loire, eut, tout récemment, la bonne fortune de recevoir de Valence (Espagne) une Chayote en pleine germination.

Avec les précautions d'usage il enleva avec grands soins la graine et la mit en pot sur couche chaude. Actuellement, la jeune plantule atteint 40 centimètres de hauteur. Nous avons, d'un autre côté, fait semer sur couche, au jardin botanique du Parc de la Tête-d'Or à Lyon, deux de ces fruits, et un troisième a été placé dans la serre d'un jardinier de Chalon. Nous donnerons plus tard, s'il y a lieu, une photographie représentant les premières phases de la germination de la graine.

Culture. — La culture de la Chayote déjà signalée[1] en 1853 en Algérie et qui commence à s'étendre de plus en plus, est d'ailleurs très facile. Qu'il suffise de savoir que la méthode de culture est identique à celle des Concombres.

Sous notre climat, la Chayote, peut, après avoir été semée sur couches, être repiquée en pleine terre à bonne exposition. Elle végétera parfaitement. La floraison com-

1. Naudin, Visite horticole en Algérie, *Revue horticole*, 1858, p. 155

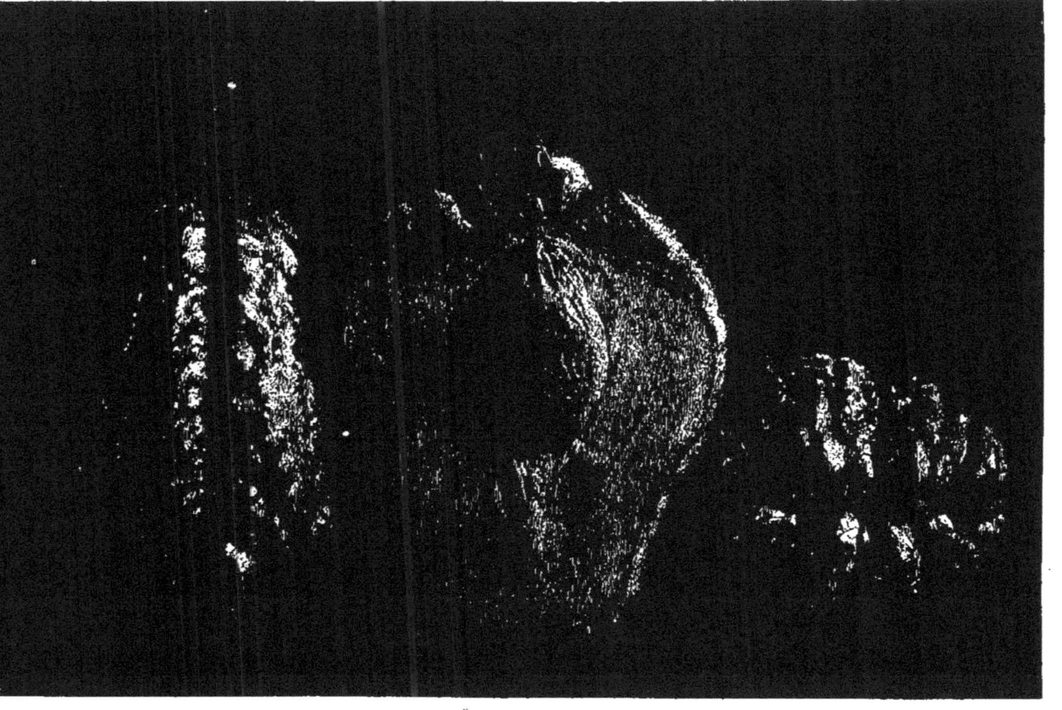

CHAYOTES AUX 3/5 DE LEUR GRANDEUR NATURELLE

A droite : le fruit entier.
Au milieu : section longitudinale montrant la graine.
A gauche : le fruit vu par l'ombilic (insertion du périanthe).

Cliché de M. H. Guillemin.

mence en juin et les fruits arrivent à maturité (dans les pays chauds) d'octobre à décembre.

Il est donc préférable pour l'obtention des fruits dans nos pays de placer à demeure cette plante en serre froide, car il nous semble peu pratique de rentrer en serre à la fin de l'été une plante grimpante de cette dimension.

En Algérie, où cette plante est cultivée à l'air libre, un pied peut donner jusqu'à deux cents fruits et un hectare donne un rendement, d'après M. le docteur Trabut, de 50.000 kilos de Chayotes.

A Madère et aux Açores[1], un hectare contient 10.000 plantes qui donnent de 120.000 à 130.000 fruits de 600 à 700 grammes. Le rendement moyen est donc de 108.000 kilos.

Le prix de ces fruits est d'après les mercuriales londonniennes de 2 shillings 6 pence la douzaine, soit 3 fr. 10. Le revenu brut atteindrait donc à l'hectare au moins 30.000 francs aux Açores !

Les fruits de la Chayote déjà très communs sur les marchés de Londres, se montrent aussi à Paris. Il est à souhaiter que la culture de cette plante se généralise de plus en plus en Algérie et dans le midi de la France, et les Sociétés d'agriculture sont toutes désignées pour engager les agriculteurs à cultiver cette plante à grand rendement dont le fruit constitue un aliment sain et agréable.

Il serait aussi utile d'essayer la méthode du forçage dans les principales villes de France où bien des maraichers sont outillés pour ce genre de culture.

Usages. — Le fruit de la Chayote est très rafraichissant. Sa chair ferme, légèrement sucrée sert encore à l'engraissement du bétail aux Indes et dans l'Amérique du Sud.

Aux Antilles, on en fait des tartes avec du jus de citron

1. Müller et Pax, *loc. cit.*

et du sucre. A Madère, ce fruit est fort apprécié comme légume. A la réunion, on en prépare des conserves au naturel et les créoles en font leur mets favori.

On peut manger la Chayote comme le cardon : au gratin, à la sauce blanche à la condition d'être relevée, au jus de viande, en salade ou bien encore farcie comme l'aubergine. On la consomme aussi[1] en la coupant en tranches, après l'avoir pelée ; ces tranches, blanchies à l'eau bouillante, puis passées au beurre, constituent un légume ayant le goût du haricot vert. En un mot, on les fait cuire et on les assaisonne de diverses manières.

Ce fruit, qui arriverait sur nos marchés à une époque où les légumes verts sont déjà rares, rendrait un grand service économique au pays. Malheureusement le prix en province, 1 fr. 60 le kilo[2], est trop élevé, si on le compare au prix des marchés anglais. Si on prend comme poids moyen du fruit 600 grammes, la douzaine pèserait 7.200 grammes, qui à raison de 1 fr. 60 le kilo donnerait le prix de 11 fr. 50 pour la douzaine, alors qu'en Angleterre le prix de celle-ci s'élève seulement à 3 fr. 10, comme nous l'avons déjà dit.

Chalon-sur-Saône, 10 mars 1903.

H. Guillemin et J. Chifflot.

Dans ma visite de ce jour au jardin botanique de l'Arquebuse, à Dijon, j'ai eu le grand plaisir d'examiner la chayote dont nous avons parlé plus haut, page 8. Le jardinier-chef, M. H. Grimm, a eu l'amabilité de me montrer cette plante singulière. M. Genty reçut le fruit vers la mi-décembre. La plantule, extraite de son enveloppe charnue, fut placée dans la serre à boutures ; actuellement la plante a 50 centimètres de hauteur ; les feuilles

1. Dybowski, *Revue horticole.*

2. Telle est la valeur des Chayotes à Chalon ; est-ce parce que c'est un produit malgache ?

supérieures sont régulières et de même forme que les feuilles indiquées sur le premier cliché; mais elles diffèrent de celles de la partie inférieure de la tige, lesquelles sont cordées à la base et à lobes moins aigus. A l'aisselle des feuilles, se trouvent les vrilles et déjà se montrent les fleurs femelles, solitaires, dont on distingue nettement les divisions du calice et de la corolle. Jusqu'à présent, on ne voit pas trace de fleurs mâles. La plante doit être bientôt mise en pleine terre, à bonne exposition. Il y a là, une tentative dont nous devons savoir gré à M. Genty. Nous suivrons attentivement le développement de cette chayote, et ce sera pour nous une grande satisfaction d'en signaler les résultats à nos lecteurs.

Chalon-sur-Saône, 6 avril 1903.

H. G.

Outre les ouvrages cités dans le corps du texte, nous avons consulté :

A. Cogniaux, Cucurbitaceæ (suite au *Prodrome*) 1881, p. 901.
Bentham et Hooker, *Genera Plantarum,* 1862-1867, vol. 1, p. 837.
Naudin, Visite horticole en Algérie, *Revue horticole*, 1853, p. 155.
Nicholson, *Dictionnaire d'horticulture*, p. 705.
Baillon, *Dictionnaire de botanique*, p. 50.
Constantin, *Le Monde des Plantes*, p. 62-64.
Larousse, *Grand Dictionnaire.*

Chalon-s.-Saône. – Imprimerie Française et Orientale, E. BERTRAND

www.ingramcontent.com/pod-product-compliance
Ingram Content Group UK Ltd.
Pitfield, Milton Keynes, MK11 3LW, UK
UKHW021017220726
13924UKWH00001B/35